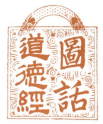

# 图话《道德经》

中医师承学堂·中医人必读国学经典

龙若飞 编著

同有三和 书系主编

全国百佳图书出版单位
中国中医药出版社
·北京·

图书在版编目（CIP）数据

图话《道德经》/ 龙若飞编著. —北京：中国中医药出版社，2023.2
（中医师承学堂. 中医人必读国学经典）
ISBN 978-7-5132-7907-9

Ⅰ.①图… Ⅱ.①龙… Ⅲ.①道家②《道德经》-研究 Ⅳ.① B223.15

中国版本图书馆 CIP 数据核字 (2022) 第 214383 号

中国中医药出版社出版
北京经济技术开发区科创十三街 31 号院二区 8 号楼
邮政编码　100176
传真　010-64405721
北京联兴盛业印刷股份有限公司印刷
各地新华书店经销

开本 710×1000　1/16　印张 11　字数 40 千字
2023 年 2 月第 1 版　　2023 年 2 月第 1 次印刷
书号　ISBN 978-7-5132-7907-9
定价　79.00 元
网址　www.cptcm.com

服 务 热 线　010-64405510
购 书 热 线　010-89535836
维 权 打 假　010-64405753

微信服务号　zgzyycbs
微商城网址　https://kdt.im/LIdUGr
官方微博　　http://e.weibo.com/cptcm
天猫旗舰店网址　https://zgzyycbs.tmall.com

如有印装质量问题请与本社出版部联系（010-64405510）
版权专有　侵权必究

# 凡例

1. 本书分作"道经"和"德经"两部。正文文字及标点主要参考朱谦之《老子校释》、严复《评点老子道德经》等版本。分章依据，以陈鼓应先生的《老子今注今译》为主，综合各家。

2. 本书采用插图，分为三个部分：一是历代关于老子的画像，有国画、缂丝绣画等，大多出于名家之手；二是道家代表人物画像《玄门十子图》并配有书家所写评价，可以让读者对于道家人物形象有一个直观的感觉；三是跟道家超尘脱俗的气质有关的山水画，主要采用清代画家部分画作。

3. 本书最后配有元代书画家赵孟頫所写的书法《道德经》全篇，为体现书法从右至左的欣赏效果，特别设计为从最后一页开始，请读者留意。

4. 本书注音主要依据《汉语大字典》（崇文书局、四川辞书出版社，1999年袖珍本第二版），个别字注音和繁简字使用与通行本有分歧者，以《汉语大字典》为准。

5. 本书有阙漏、讹误者，尚祈方家惠予指正，并俟来日补苴罅漏。

## 策划人语

**每个中医人，都应该诵读的国学经典**

每个中医人，在"中医四大经典"之外，都应该有一套自己的"国学必读经典"。

无论是儒家经典《论语》《孟子》《大学》《中庸》，释家经典《心经》《金刚经》《六祖坛经》，道家经典《道德经》《庄子》，还是"不知易不足以言太医"的《周易》等，都是陪伴中医人成长的良师挚友。

经典诵读，不但能够让人"格物、致知、诚意、正心"，更能让人"止于至善，知止而后有定"，三学（戒定慧）成就，三慧（闻思修）顿开，乃至于"修身、齐家、治国、平天下"。

作为中医出版人，我们曾策划出版《中医经典大字诵读版》，深受广大读者欢迎。

作为每个中医人的经典读物，"中医人必读国学经典"系列同样应该成为每个中医人的必读书目，成为手不释卷的枕边书。

正如每个人都有不同视角的《伤寒论》，从不同视角诵读国学经典，能够读出不同的味道。

所以，我们除了为国学经典的难读字词标注拼音，以方便进行原文诵读之外，不做过多注释和翻译（读者若需查找详细释义，通过网络和图书资料，非常容易找到诸多注释和翻译版本）。

我们特邀知名中医专家精选了这套"中医人必读国学经典"书目。这些经典，都为他们成为中医领域的佼佼者提供了直接的精神滋养。同时，为了让读者诵读更加舒适、惬意，我们特意邀请知名设计机构"今亮后声"为国学经典提供精美的插图与设计。

诵读国学经典，让经典的光芒照耀我们每个人的心灵。

刘观涛

2023 年 1 月 1 日

第十九章 …… 032
第二十章 …… 033
第二十一章 …… 037
第二十二章 …… 040
第二十三章 …… 041
第二十四章 …… 042
第二十五章 …… 043
第二十六章 …… 047
第二十七章 …… 049
第二十八章 …… 050

第二十九章 …… 051
第三十章 …… 054
第三十一章 …… 055
第三十二章 …… 056
第三十三章 …… 057
第三十四章 …… 060
第三十五章 …… 061
第三十六章 …… 062
第三十七章 …… 063

## 道經

| | |
|---|---|
| 第一章 | 002 |
| 第二章 | 003 |
| 第三章 | 006 |
| 第四章 | 007 |
| 第五章 | 008 |
| 第六章 | 009 |
| 第七章 | 012 |
| 第八章 | 015 |
| 第九章 | 016 |
| 第十章 | 017 |
| 第十一章 | 020 |
| 第十二章 | 021 |
| 第十三章 | 022 |
| 第十四章 | 023 |
| 第十五章 | 026 |
| 第十六章 | 027 |
| 第十七章 | 028 |
| 第十八章 | 029 |

第五十六章 …… 090
第五十七章 …… 091
第五十八章 …… 094
第五十九章 …… 095
第六十章 …… 096
第六十一章 …… 099
第六十二章 …… 100
第六十三章 …… 101
第六十四章 …… 103
第六十五章 …… 104

第六十六章 …… 105
第六十七章 …… 107
第六十八章 …… 108
第六十九章 …… 109
第七十章 …… 112
第七十一章 …… 113
第七十二章 …… 114
第七十三章 …… 115
第七十四章 …… 117
第七十五章 …… 119

# 德經

德经

第三十八章 …… 066
第三十九章 …… 067
第四十章 …… 068
第四十一章 …… 069
第四十二章 …… 072
第四十三章 …… 073
第四十四章 …… 074
第四十五章 …… 075

第四十六章 …… 078
第四十七章 …… 079
第四十八章 …… 080
第四十九章 …… 081
第五十章 …… 082
第五十一章 …… 083
第五十二章 …… 084
第五十三章 …… 085
第五十四章 …… 088
第五十五章 …… 089

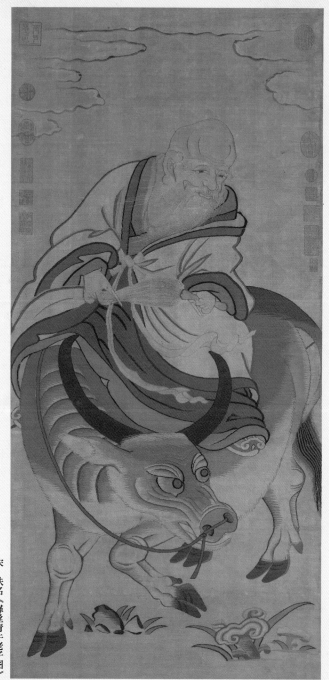

宋·佚名《缂丝青牛老子图》

第七十六章 ……………… 120
第七十七章 ……………… 121
第七十八章 ……………… 122
第七十九章 ……………… 123
第八十章 ………………… 124
第八十一章 ……………… 125

意五千餘言而去莫知其所終列仙傳曰關令尹喜者周大夫也善內學星宿服

知真人當過候物色而迹之果得老子老子亦知其奇爲著書與老精華隱德行仁時人莫知老子西遊喜先見其氣

子俱之流沙之西服巨勝實莫知其所終亦著書九篇名關令子或曰老萊子亦楚

人也著書十五篇言道家之用與孔子同時云蓋老子百有六十

餘歲或言二百餘歲以其修道而養壽也自孔子死之後百二十

九年徐廣曰實而史記周太史儋見秦獻公曰始秦與周合而離離

五百歲而復合合七十餘歲而霸王者出焉或曰儋即老子或曰

非也世莫知其然否老子隱君子也老子之子名宗宗爲魏將封

於段干此云封於段干段干應是魏邑名也而魏世家有段干木段干子田完世家有段干朋

段名干木恐或失之矣天下疑此三人是姓段干也本蓋因邑爲姓左傳所謂邑亦如之是也風俗通氏姓注云姓

自別有段姓何必段干木邪宗子注注子宮玄孫假假仕於漢孝文帝而

假之子解爲膠西王卬太傅因家於齊焉世之學老子者則絀儒

學儒學亦絀老子道不同不相爲謀豈謂是邪李耳無爲自化清

靜自正

史記六十三

老子韓非列傳第三

老子者楚苦縣厲鄉曲仁里人也〔地理志曰苦縣屬陳國〕姓李氏名耳字伯陽諡曰聃周守藏室之史也孔子適周將問禮於老子老子曰子所言者其人與骨皆已朽矣獨其言在耳且君子得其時則駕不得其時則蓬累而行吾聞之良賈深藏若虛君子盛德容貌若愚去子之驕氣與多欲態色與淫志是皆無益於子之身吾所以告子若是而已孔子去謂弟子曰鳥吾知其能飛魚吾知其能游獸吾知其能走走者可以為罔游者可以為綸飛者可以為矰至於龍吾不能知其乘風雲而上天吾今日見老子其猶龍邪老子修道德其學以自隱無名為務居周久之見周之衰迺遂去至關關令尹喜曰子將隱矣強為我著書於是老子迺著書上下篇言道德之

謂弟子曰鳥吾知其能飛魚吾知其能游獸吾知其能走走者可以為罔游者可以為綸飛者可以為矰至於龍吾不能知其乘風雲而上天吾今日見老子其猶龍邪老子修衛德其學以自隱無名為務居周久之見周之衰迺遂去至關關令尹喜曰子將隱矣彊為我著書於是老子迺著書上下篇言道德之意五千餘言而去莫知其所終或曰老萊子亦楚人也著書十五

老子列傳

老子者楚苦縣厲鄉曲仁里人也姓李氏名耳字伯陽謚曰聃周守藏室之史也孔子適周將問禮於老子老子曰子所言者其人與骨皆已朽矣獨其言在耳且君子得其時則駕不得其時則蓬累而行吾聞之良賈深藏若虛盛德容貌若愚去子之驕氣與多欲態色與淫志是皆無益於子之身吾所以告子若是而已孔子去

卬太傅因家于齊為世之學老子者則絀傳學
儒學亦絀老子道不同不相為謀豈謂是邪李
耳無為自化清靜自正

嘉靖戊戌六月十有九日為
北山鍊師補書此傳恬是余年六十有九
矣歐陽公嘗言夏月據案作書可以消暑
忘勞然余揮汗執筆秪覺煩苦爾豈公自
有所樂也是日午後微雨稍涼但苦窓暗
故首尾濃纖不類不覺觀者之誚云徵明
識

篇言道家之用與孔子同時云蓋老子百有六十餘歲或言二百餘歲以其脩衛而養壽也自孔子死之後百二十九年而史記周太史儋見秦獻公曰始秦與周合而離離五百歲而復合合七十歲而霸王者出焉或曰儋即老子或曰非也世莫知其然否老子隱君子也名宗宗為魏將封於段干宗子注注子宮宮孫假假仕於漢孝文帝而假之子解為膠西王

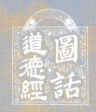

道

道
经

經

## 第一章

道,可道,非常道;名,可名,非常名。

无,名天地之始;有,名万物之母。

故常无欲,以观其妙;常有欲,以观其徼(jiào)。

此两者同出而异名,同谓之玄。玄之又玄,众妙之门。

## 第二章

天下皆知美之为美，斯恶(è)已；皆知善之为善，斯不善已。

故有无相生，难易相成，长短相形，高下相倾，音声相和(hè)，前后相随。

是以圣人处无为(wéi)之事，行不言之教。

万物作焉而不辞，生而不有，为而弗恃(shì)，功成而不居。夫(fú)唯弗居，是以不去。

老君姓李名耳字伯陽父甚苦縣屬鄉曲仁里人也
諡曰聃或曰老子耳邊無輪故號曰聃為周藏室史
景王時孔子適周問禮於老子退謂弟子曰鳥吾知
其能飛魚吾知其能游獸吾知其能走二者可以為
罔游者可以為綸飛者可以為矰至於龍吾不知其
乘風雲而上天吾今見老子其猶龍邪周室既衰
老子西游出散關關令尹喜知為聖人曰子將隱矣
強為我著書逎著上下篇五千餘言而去莫知所終
老子無為自化清靜自正其道非忘天下者萬世下
能混也今亳州太清宮乃其降生之地京兆盩厔縣
終南山宗聖宮即古樓觀授經慶也周穆王以秦廢
代尊崇冊封至唐上尊號曰太上老君混元上德
皇帝居三境則名太清仙境道德天尊

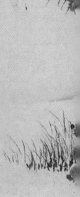

元·華祖立《玄門十子圖·老子》

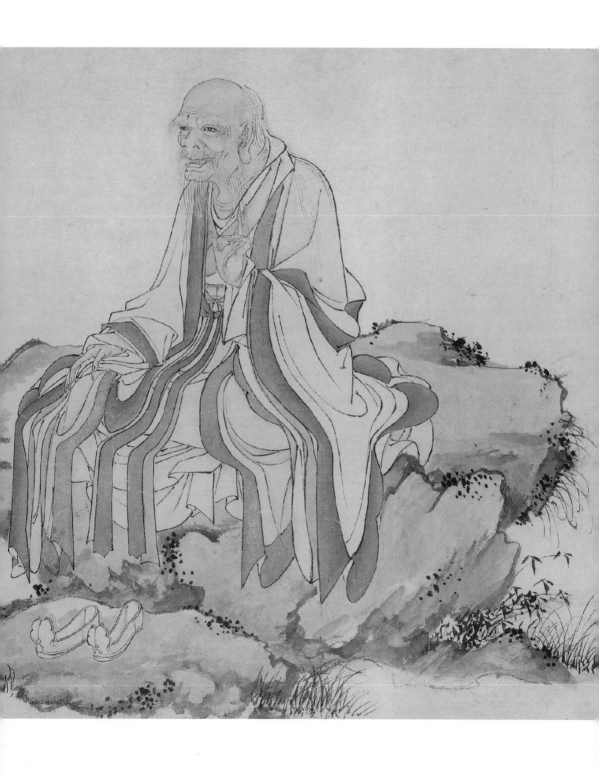

## 第三章

不尚贤，使民不争。不贵难得之货，使民不为盗。不见(xiàn)可欲，使民心不乱。

是以圣人之治，虚其心，实其腹；弱其志，强其骨。

常使民无知无欲，使夫(fú)知者不敢为也。为无为，则无不治。

## 第四章

道冲而用之或不盈。

渊兮似万物之宗。

挫其锐,解其纷,和其光,同其尘。

湛(zhàn)兮似或存。

吾不知其谁之子,象帝之先。

第五章

天地不仁,以万物为刍(chú)狗;圣人不仁,以百姓为刍狗。

天地之间,其犹橐(tuó)龠(yuè)乎!虚而不屈(jué),动而愈出。

多言数(shuò)穷,不如守中。

## 第六章

谷神不死,是谓玄牝(pìn)。

玄牝之门,是谓天地根。

绵绵若存,用之不勤。

莊子宋人也名周字子休生睢陽蒙縣嘗為蒙漆園吏學無所不窺要本歸於老子之言故其著書十餘萬言大抵率寓言也其言洸洋自恣以適己故自王公大人不能器之楚威王聞周賢使使厚幣迎之許以為相周咲謂使者曰千金重利卿相尊位也子獨不見郊祭之犧牛乎養食之數歲衣以文繡以入太廟當是之時欲為孤豚其可得乎子亟去無汙我不見郊祭之犧牛乎養食之數歲衣以文繡以入太廟當是之時欲為孤豚其可得乎子亟去無汙我寧游戲汙瀆之中自快無為有國者所羈終身不仕快吾志焉唐封南華真人書為南華真經

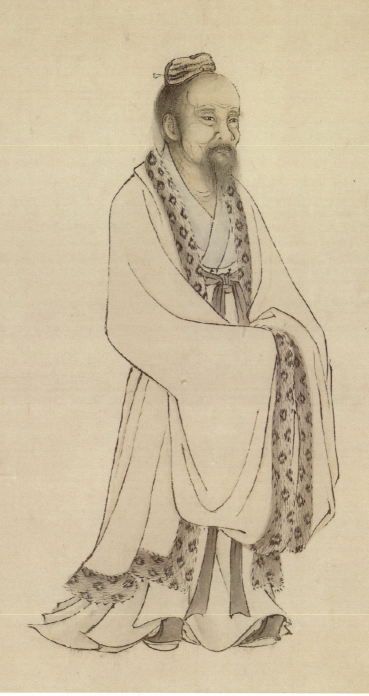

## 第七章

天长地久。

天地之所以能长且久者,以其不自生,故能长生。

是以圣人后其身而身先,外其身而身存。

非以其无私邪(yé)?故能成其私。

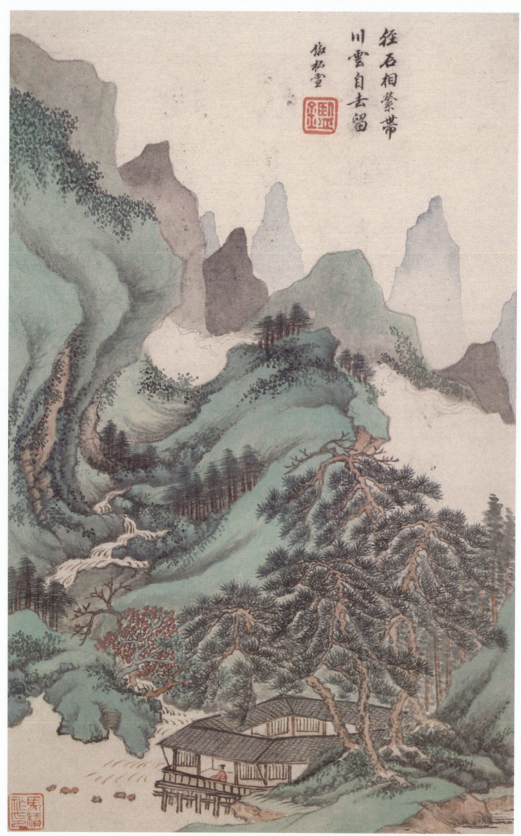

清·王鉴《山水清音图册》之一

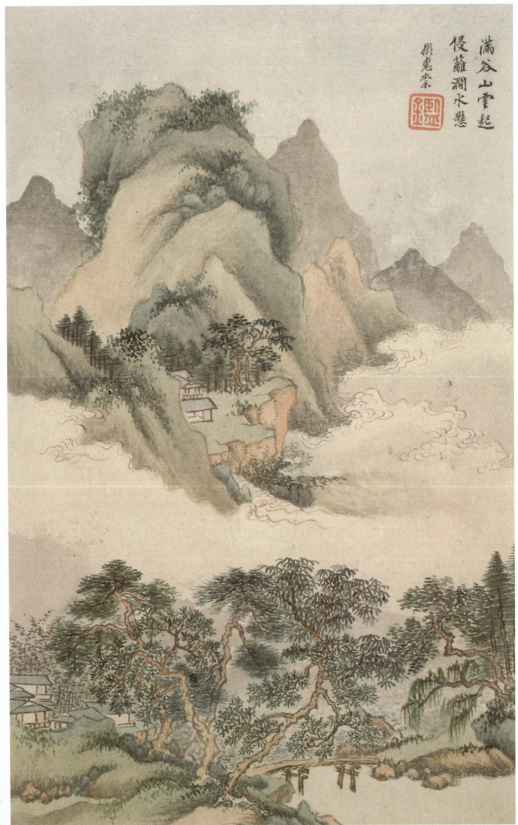

清·王鉴《山水清音图册》之二

## 第八章

上善若水。

水善利万物而不争,处众人之所恶(wù),故几(jī)于道。

居善地,心善渊,与善仁,言善信,正善治,事善能,动善时。

夫唯不争,故无尤。

## 第九章

持而盈之，不如其已。揣(chuǎi)而锐之，不可长保。

金玉满堂，莫之能守。富贵而骄，自遗(yí)其咎。

功遂(suì)身退，天之道。

## 第十章

载营魄抱一,能无离乎?

专气致柔,能如婴儿乎?

涤除玄览,能无疵乎?

爱民治国,能无知(同"智")乎?

天门开阖,能为雌乎?

明白四达,能无为乎?

生之,畜之。生而不有,为而不恃,长而不宰,是为玄德。

列子姓列名御寇鄭人也居鄭圃四十年人無識者初事壺丘子後師老商氏友伯高子進二子之道九年而後能御風而行其書凡八篇列子蓋有道之士而莊子亟稱之今浙梁鄭州圃田列子觀即其故隱唐封沖虛至德真人書為沖虛至德真經

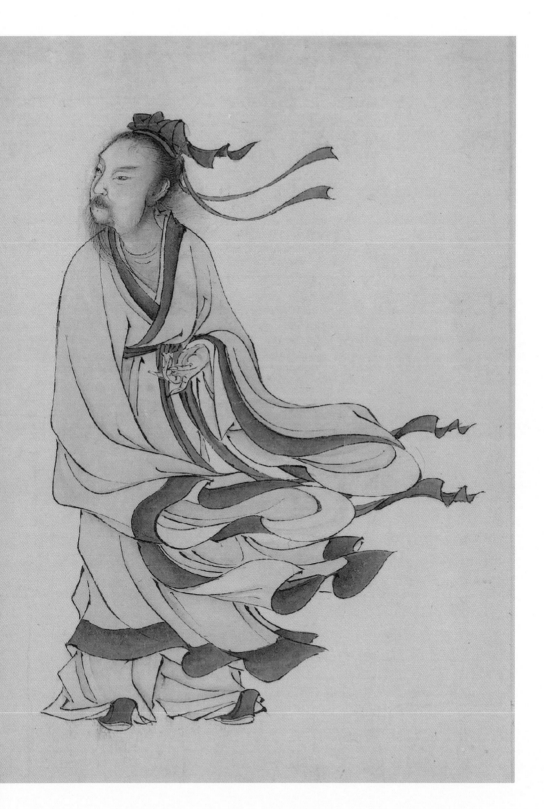

## 第十一章

三十辐共一毂（fú gǔ），当其无，有车之用。

埏埴（shān zhí）以为器，当其无，有器之用。

凿户牖（yǒu）以为室，当其无，有室之用。

故有之以为利，无之以为用。

## 第十二章

五色令人目盲；五音令人耳聋；五味令人口爽；驰骋畋(tián)猎，令人心发狂；难得之货，令人行妨。

是以圣人为腹不为目，故去彼取此。

## 第十三章

宠辱若惊，贵大患若身。

何谓宠辱若惊？宠为下，得之若惊，失之若惊，是谓宠辱若惊。

何谓贵大患若身？吾所以有大患者，为吾有身；及吾无身，吾有何患？

故贵以身为天下，若可寄天下；爱以身为天下，若可托天下。

## 第十四章

视之不见，名曰夷；听之不闻，名曰希；搏之不得，名曰微。此三者不可致诘(jié)，故混而为一。

其上不皦(jiǎo)，其下不昧，绳绳兮不可名，复归于无物。是谓无状之状，无物之象，是谓惚恍(hū huǎng)。

迎之不见其首，随之不见其后。

执古之道，以御今之有。

能知古始，是谓道纪。

老子之役有庚桑楚者陳人也偏得老子之道居畏
壘之山其臣之畫然知者去之其妾之絜然仁者遠
之擁腫之與居鞅掌之為使居三年畏壘大穰後游
吳隱毗陵孟峯道成僊去後有漢輔光張天師唐張
果老相繼隱脩曰號張公壇福地古建洞靈觀宋改
天申萬壽宮著書九篇號庚桑子一名亢倉子唐封
洞靈真人書為洞靈真經

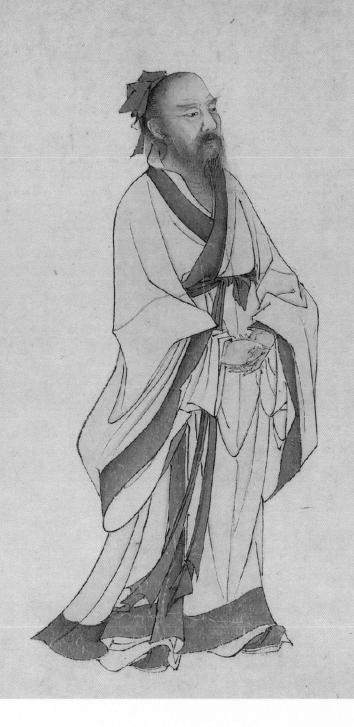

第十五章

古之善为道者,微妙玄通,深不可识。夫唯不可识,故强(qiǎng)为之容。

豫兮若冬涉川,犹兮若畏四邻,俨(yǎn)兮其若客,涣兮若冰之将释,敦兮其若朴,旷兮其若谷,混兮其若浊。

孰能浊以静之徐清?孰能安以动之徐生?

保此道者不欲盈。夫唯不盈,故能蔽而新成。

## 第十六章

致虚极,守静笃(dǔ)。

万物并作,吾以观复。

夫物芸芸,各复归其根。

归根曰静,静曰复命。复命曰常,知常曰明。

不知常,妄作凶。

知常容,容乃公,公乃全,全乃天,天乃道,道乃久,没(mò)(同"殁")身不殆(dài)。

## 第十七章

太上,下知有之;其次,亲而誉之;其次,畏之;其次,侮之。

信不足焉,有不信焉。

悠兮其贵言。

功成事遂,百姓皆谓"我自然"。

## 第十八章

大道废，有仁义；智慧出，有大伪；六亲不和，有孝慈；国家昏乱，有忠臣。

柏矩周之卿士學於老子游齊見辜人為解朝服而幕之號天而哭之曰子乎子乎天下有大菑子獨先離之曰莫為盜莫為殺人榮辱立然後睹所病貨財聚然後睹所爭窮困人之身使無休時欲無至此得乎古之君以得為在民以失為在己以正為在民以枉為在己故一物有失其形者退而自責今則不然匿為物而愚不識大為難而罪不敢重為任而罰不勝速其途而誅不至民知力不勝則以偽繼之日出多偽士民安取不偽夫力不足則偽知不足則欺財不足則盜盜竊之行於誰責而可乎柏矩之言得於老子為多

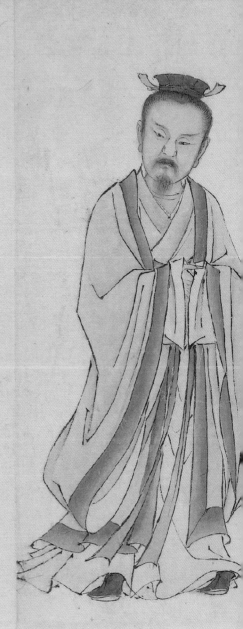

元·華祖立《玄門十子圖·柏矩》

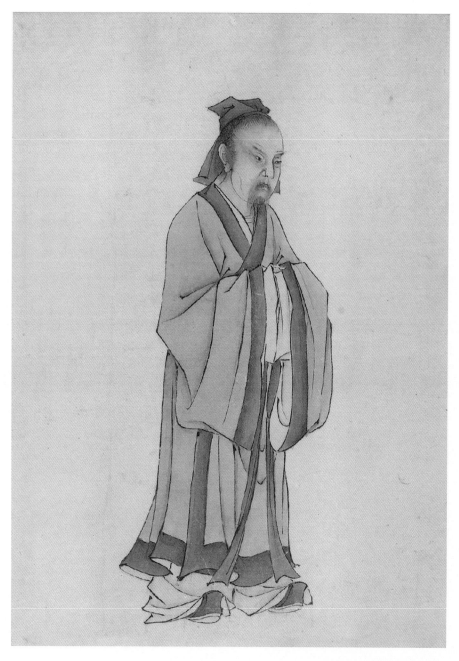

元·华祖立《玄门十子图·崔瑨》

## 第十九章

绝圣弃智，民利百倍；绝仁弃义，民复孝慈；绝巧弃利，盗贼无有。

此三者以为文，不足。故令有所属：见(xiàn)素抱朴，少私寡欲。

## 第二十章

绝学无忧。

唯之与阿(ē)，相去几何？美之与恶(wù)，相去若何？

人之所畏，不可不畏。

荒兮，其未央哉！

众人熙熙，如享太牢，如春登台。我独泊兮，其未兆，如婴儿之未孩。

儽(lěi)儽兮，若无所归。

众人皆有余，而我独若遗。我愚人

南榮趎見老子老子曰何與人偕來之眾也趎懼然顧其後老子曰子不知吾所謂乎趎俛而歎仰而歎曰今者吾忘吾答因失吾問老子曰何謂也曰不知乎人謂我朱愚知乎反愁而躬不仁則害人仁則反愁我身不義則傷彼義則反愁我已我安逃此而可老子曰能抱一乎能勿失乎能舍諸人而求諸己乎能儵然乎能侗然乎能兒子乎兒子動不知所為行不知所之身若槁木之枝而心若死灰若是者福亦不至禍亦不來禍福無有惡有人灾初趎師庚桑子子曰吾才小不足以化子子胡不南見老子故趎見老子曰顧曰甚而問之

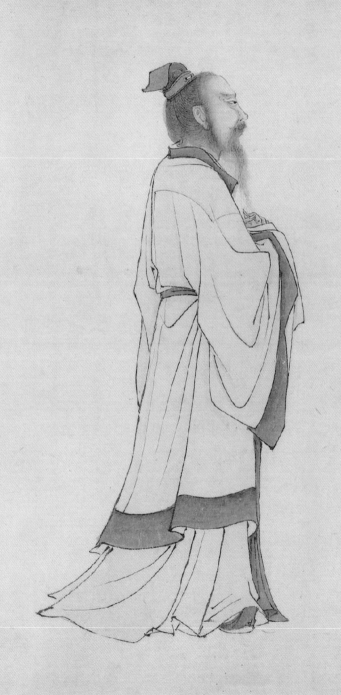

之心也哉！沌(dùn)沌兮！

俗人昭昭，我独昏昏；俗人察察，我独闷闷。

澹(dàn)兮其若海，飂(liù)兮若无止。

众人皆有以，而我独顽且鄙。我欲独异于人，而贵食(sì)母。

## 第二十一章

孔德之容,惟道是从。道之为物,惟恍惟惚。

惚兮恍兮,其中有象;恍兮惚兮,其中有物。窈(yǎo)兮冥(míng)兮,其中有精;其精甚真,其中有信。

自古及今,其名不去,以阅众甫(fǔ)。吾何以知众甫之状哉?以此。

士成綺周隱君子也百舍重趼而見老子曰吾聞夫子聖人也吾故不辭遠道而來敢問諸身老子曰夫道於大不終於小不遺廣乎其無不容也淵乎其不可測也夫至人極物之真能守其本故外天地遺萬物而神未嘗困也士成綺有間焉

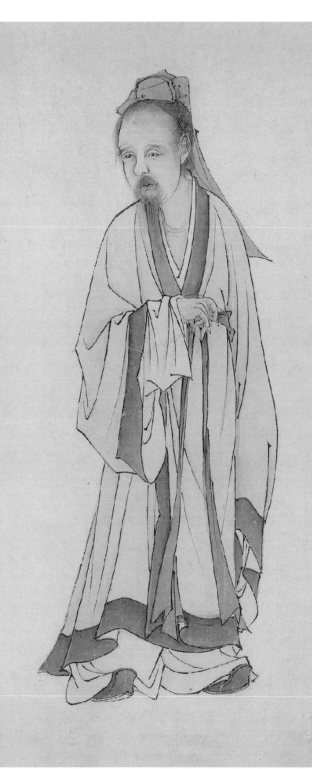

## 第二十二章

曲则全，枉则直，洼则盈，敝则新，少则得，多则惑。是以圣人抱一为天下式。

不自见(xiàn)，故明；不自是，故彰；不自伐，故有功；不自矜(jīn)，故能长(cháng)。

夫唯不争，故天下莫能与之争。

古之所谓"曲则全"者，岂虚言哉？诚全而归之。

## 第二十三章

希言自然。

故飘风不终朝(zhāo)，骤雨不终日(zhòu)。

孰为此者？天地。天地尚不能久，而况于人乎？

故从事于道者，道者，同于道；德者，同于德；失者，同于失。

同于道者，道亦乐得之；同于德者，德亦乐得之；同于失者，失亦乐得之。

信不足焉，有不信焉。

第二十四章

企者不立,跨者不行,自见者不明,自是者不彰,自伐者无功,自矜者不长。

其在道也,曰余食赘形。物或恶之,故有道者不处。

## 第二十五章

有物混成,先天地生。

寂兮寥兮,独立而不改,周行而不殆,可以为天下母。

吾不知其名,强字之曰道,强为之名曰大。大曰逝,逝曰远,远曰反。

故道大,天大,地大,人亦大。域中有四大,而人居其一焉。

人法地,地法天,天法道,道法自然。

文子姓辛名鈃一名計然葵丘濮上人也師事老子楚平王問曰聞子得道於老聃可得聞乎對曰道德匡邪以為正振亂以為治醇德復生天下安寧要在一人故積德成王積怨成亡堯舜以是昌桀紂以是狹王曰敬聞命矣後南遊吴越范蠡師之欲伐吴蠡諫曰臣聞之師曰兵凶器戰逆德爭者事之末也陰謀逆德好用凶器試身於亡夫樹後位以上火夫弗聽敗以為登雲而升按寰宇記吴興志貞載餘英禺山相傳於夫樹後位以上火夫弗就隱餘英禺山東南三十里有計籌山越大夫計然嘗登此山籌度地形因名為今山陽曰石頂通玄觀乃故隱慶也其觀雲關曰昇元觀即古常清觀宋乹道間改賜今頷山之半有曰登雲石者在著文子十二篇唐封通玄真人書為通玄真経

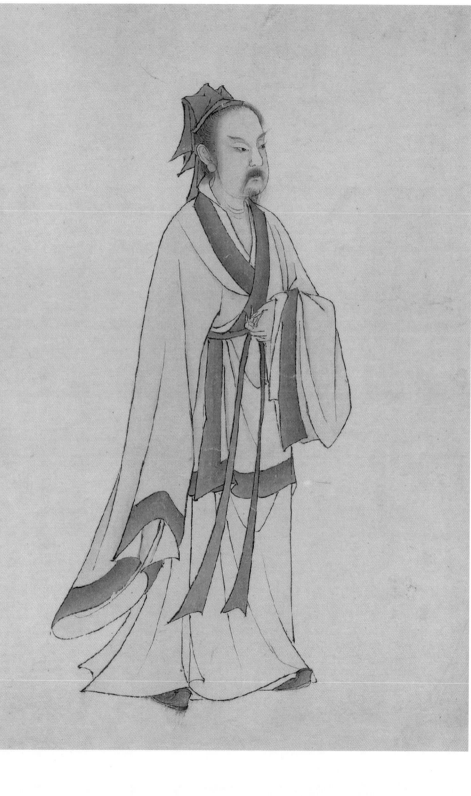

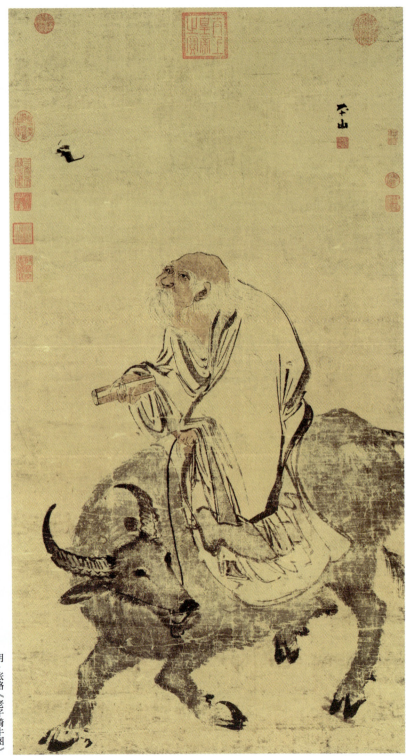

明·张路《老子骑牛图》

## 第二十六章

重为轻根,静为躁君。是以圣人终日行不离辎重,虽有荣观,燕处超然。

奈何万乘之主,而以身轻天下?轻则失根,躁则失君。

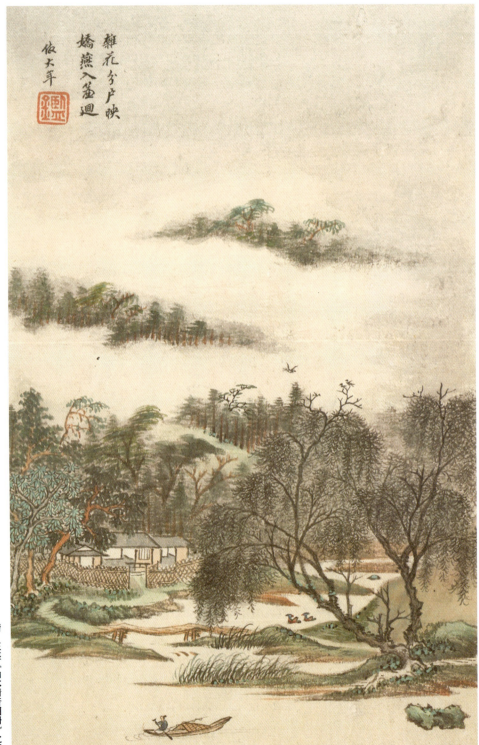

清·王鉴《山水清音图册》之三

## 第二十七章

善行无辙(zhé)迹,善言无瑕谪(zhé),善闭无关楗(jiàn)而不可开,善结无绳约而不可解。

是以圣人常善救人,故无弃人;常善救物,故无弃物。是谓袭明。

故善人者,不善人之师;不善人者,善人之资。

不贵其师,不爱其资,虽智大迷。是谓要妙。

## 第二十八章

知其雄,守其雌,为天下谿(xī)。

为天下谿,常德不离,复归于婴儿。

知其白,守其黑,为天下式。

为天下式,常德不忒(tè),复归于无极。

知其荣,守其辱,为天下谷。

为天下谷,常德乃足,复归于朴。

朴散则为器,圣人用之,则为官长(zhǎng)。故大制不割。

## 第二十九章

将欲取天下而为之,吾见其不得已。

天下神器,不可为也,不可执也。

为者败之,执者失之。

故物或行或随,或歔(xū)或吹,或强或羸(léi),或载或隳(huī)。

是以圣人去甚,去奢,去泰。

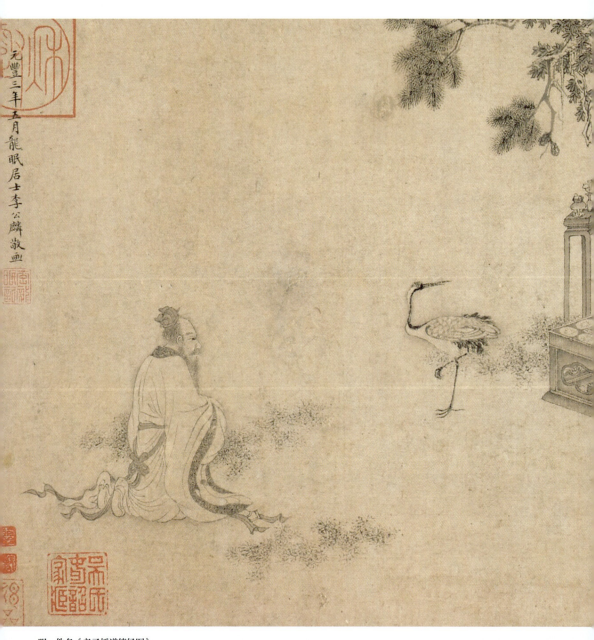

明·佚名《老子授道德经图》

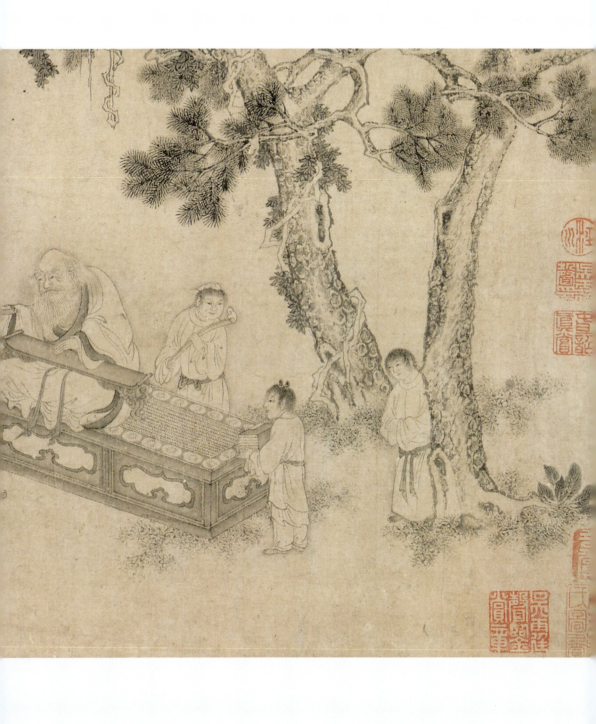

## 第三十章

以道佐人主者，不以兵强天下，其事好还。

师之所处，荆棘生焉；大军之后，必有凶年。

善，有果而已，不以取强。

果而勿矜，果而勿伐，果而勿骄，果而不得已，果而勿强。

物壮则老，是谓不道，不道早已。

## 第三十一章

夫惟兵者，不祥之器，物或恶之，故有道者不处。

君子居则贵左，用兵则贵右。

兵者不祥之器，非君子之器，不得已而用之，恬淡为上。

胜而不美，而美之者，是乐杀人。夫乐杀人者，则不可得志于天下矣。

吉事尚左，凶事尚右。偏将军居左，上将军居右。言以丧礼处之。

杀人之众，以悲哀泣之；战胜，以丧礼处之。

## 第三十二章

道常无名,朴虽小,天下莫能臣也。侯王若能守之,万物将自宾。

天地相合,以降甘露,民莫之令而自均。

始制有名,名亦既有,夫亦将知止,知止可以不殆。

譬道之在天下,犹川谷之于江海。

## 第三十三章

知人者智,自知者明。

胜人者有力,自胜者强。

知足者富,强行者有志。

不失其所者久,死而不亡者寿。

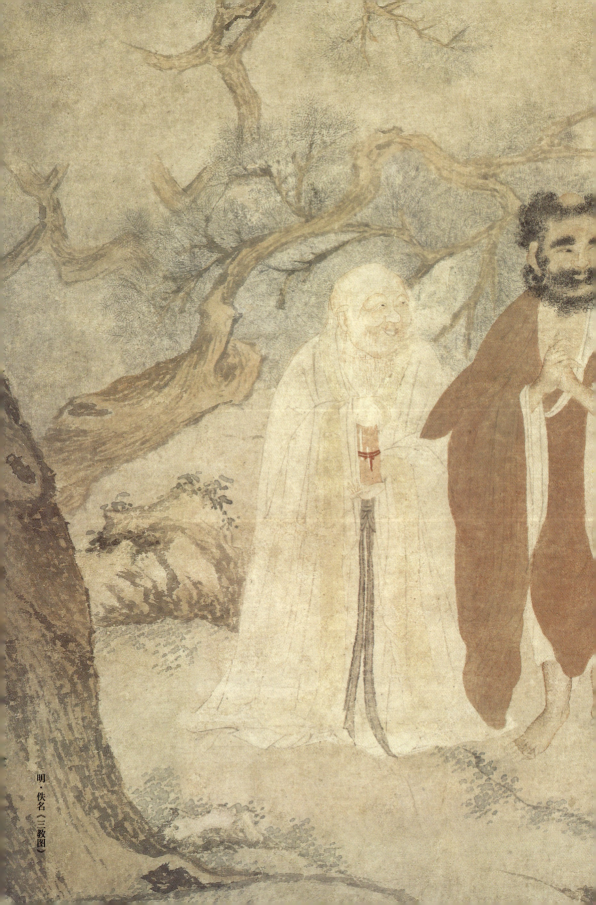

明·佚名《三教图》

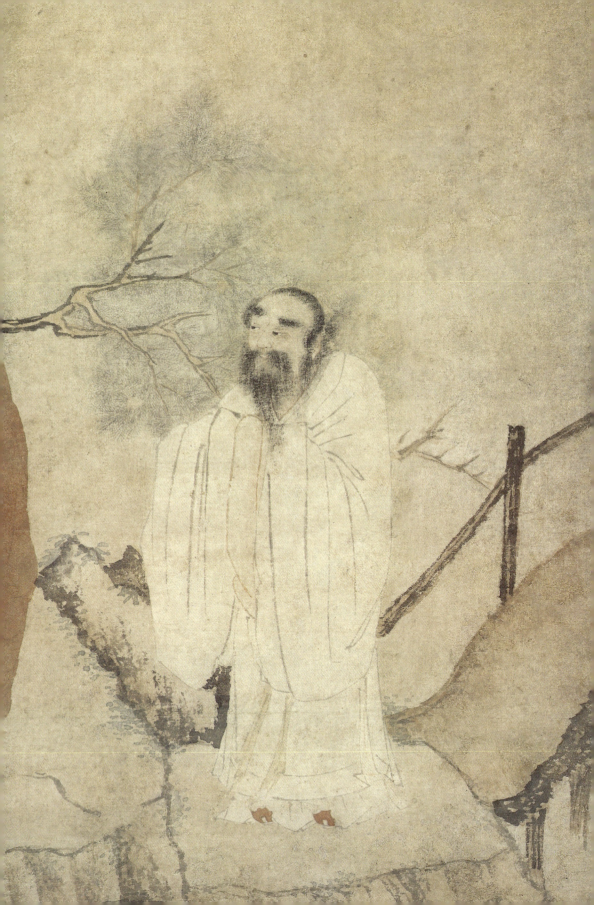

## 第三十四章

大道泛兮,其可左右。

万物恃之以生而不辞,功成而不有。

衣养万物而不为主,常无欲,可名于小;万物归焉而不为主,可名为大。

以其终不自为大,故能成其大。

## 第三十五章

执大象,天下往;往而不害,安平太。

乐与饵,过客止。

道之出口,淡乎其无味,视之不足见,听之不足闻,用之不足既。

## 第三十六章

将欲歙(xī)之,必固张之;将欲弱之,必固强之;将欲废之,必固兴之;将欲取之,必固与之,是谓微明。

柔弱胜刚强。

鱼不可脱于渊,国之利器不可以示人。

## 第三十七章

道常无为而无不为。

侯王若能守之,万物将自化。化而欲作,吾将镇之以无名之朴。无名之朴,夫亦将无欲。不欲以静,天下将自定。

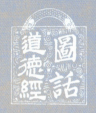

德

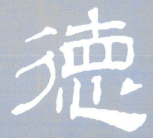

经

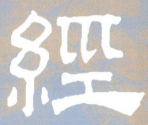

## 第三十八章

上德不德,是以有德;下德不失德,是以无德。

上德无为而无以为,下德无为而有以为。上仁为之而无以为,上义为之而有以为。上礼为之而莫之应,则攘(rǎng)臂而扔之。

故失道而后德,失德而后仁,失仁而后义,失义而后礼。夫礼者,忠信之薄(bó),而乱之首。

前识者,道之华而愚之始。是以大丈夫处其厚,不居其薄(bó);处其实不居其华。故去彼取此。

## 第三十九章

昔之得一者：天得一以清；地得一以宁；神得一以灵；谷得一以盈；万物得一以生；侯王得一以为天下贞。

其致之也，谓：天无以清，将恐裂；地无以宁，将恐废；神无以灵，将恐歇；谷无以盈，将恐竭；万物无以生，将恐灭；侯王无以贵高，将恐蹶(jué)。

故贵以贱为本，高以下为基。是以侯王自谓孤、寡、不榖(gǔ)，此非以贱为本邪(yé)？非乎？

故至誉无誉。是故不欲琭(lù)琭如玉，珞(luò)珞如石。

## 第四十章

反者道之动,弱者道之用。

天下万物生于有,有生于无。

## 第四十一章

上士闻道，勤而行之；中士闻道，若存若亡；下士闻道，大笑之，不笑不足以为道。

故建言有之：明道若昧，进道若退，夷道若纇(lèi)，上德若谷，大白若辱，广德若不足，建德若偷，质真若渝(yú)。

大方无隅(yú)，大器晚成，大音希声，大象无形，道隐无名。

夫唯道，善贷且成。

尹文者學老子之道作華山之冠以自表其為道不黑於俗不飾於物顧天下之安寧以活民命人我之養畢足而止見侮不辱救民之鬭禁攻寢兵救世之戰以此周行天下上說下教不忘天下者也其書二篇曰尹文子

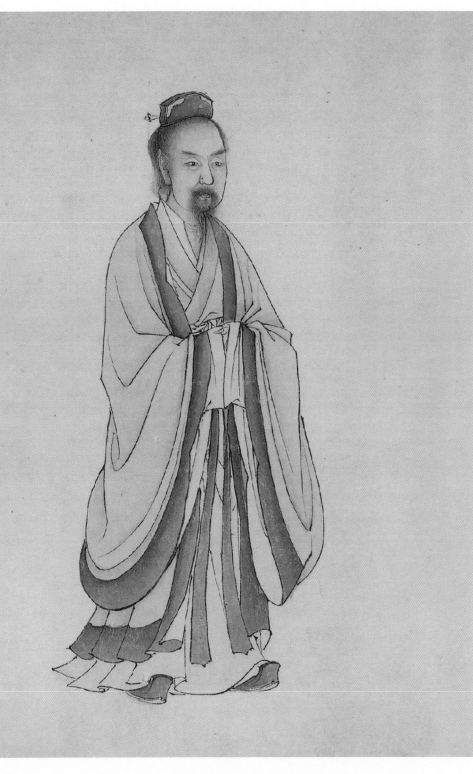

元·华祖立《玄门十子图·尹文》

第四十二章

道生一，一生二，二生三，三生万物。

万物负阴而抱阳，冲气以为和。

人之所恶(wù)，唯孤、寡、不穀(gǔ)，而王公以为称(chēng)。

故物或损之而益，或益之而损。

人之所教(jiào)，我亦教之。

"强梁者不得其死"，吾将以为教父。

## 第四十三章

天下之至柔，驰骋天下之至坚。

无有入无间，吾是以知无为之有益。

不言之教，无为之益，天下希及之。

## 第四十四章

名与身孰亲？身与货孰多？得与亡孰病？

甚爱必大费，多藏必厚亡。

知足不辱，知止不殆(dài)，可以长久。

## 第四十五章

大成若缺,其用不弊。

大盈若冲,其用不穷。

大直若屈,大巧若拙,大辩若讷(nè)。

躁胜寒,静胜热。

清静以为天下正。

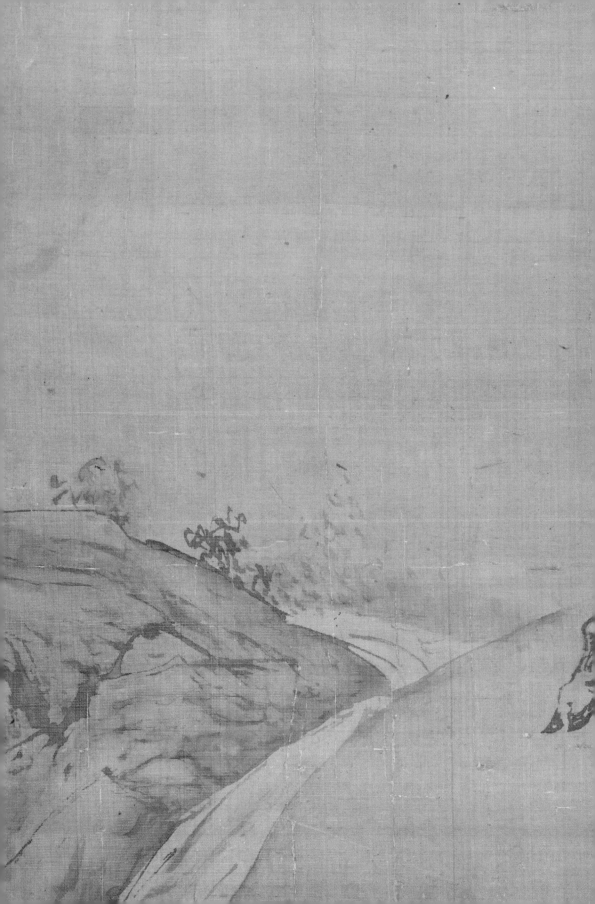

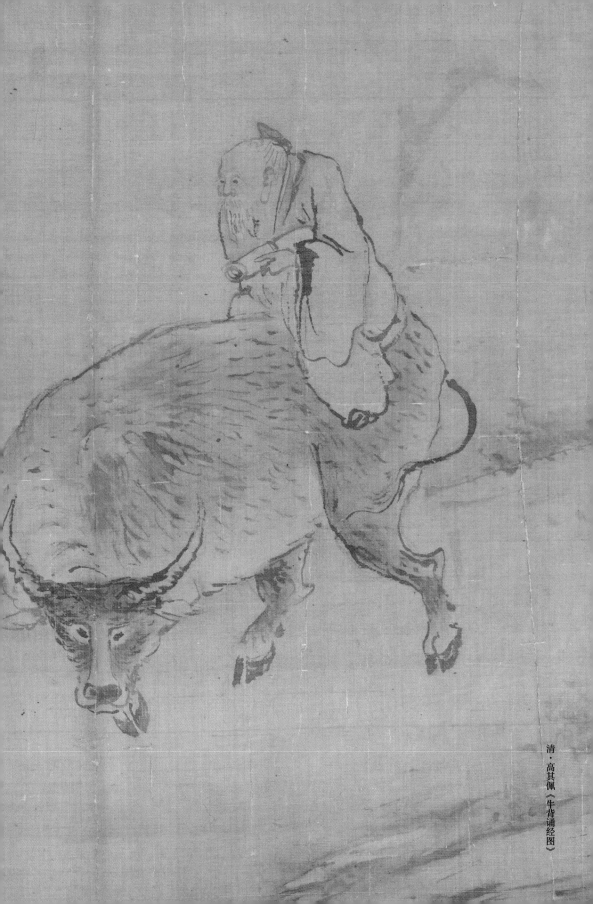

清·高其佩《牛背诵经图》

## 第四十六章

天下有道，却走马以粪；天下无道，戎马生于郊。

祸莫大于不知足，咎(jiù)莫大于欲得。

故知足之足，常足矣。

## 第四十七章

不出户,知天下;不窥牖(yǒu),见天道。

其出弥远,其知弥少。

是以圣人不行而知,不见而明,不为而成。

## 第四十八章

为学日益,为道日损。

损之又损,以至于无为,无为而无不为。

取天下常以无事,及其有事,不足以取天下。

## 第四十九章

圣人常无心，以百姓心为心。

善者吾善之，不善者吾亦善之，德善。

信者吾信之，不信者吾亦信之，德信。

圣人在天下，歙(xī)歙(xī)焉，为天下浑其心。百姓皆注其耳目，圣人皆孩之。

## 第五十章

出生入死。

生之徒,十有三;死之徒,十有三;人之生生,动之于死地,亦十有三。夫何故?以其生生之厚。

盖闻善摄生者,陆行不遇兕(sì)虎,入军不被(pī)(同"披")甲兵;兕无所投其角,虎无所用其爪,兵无所容其刃。夫何故?以其无死地。

## 第五十一章

道生之，德畜(xù)之，物形之，势成之。是以万物莫不尊道而贵德。

道之尊，德之贵，夫莫之命而常自然。

故道生之，德畜之，长之育之，亭之毒之，养之覆之。

生而不有，为而不恃，长而不宰，是谓玄德。

## 第五十二章

天下有始,以为天下母。

既得其母,以知其子;既知其子,复守其母,没(同"殁"mò)身不殆。

塞(sè)其兑,闭其门,终身不勤;开其兑,济其事,终身不救。

见(jiàn)小曰明,守柔曰强。

用其光,复归其明,无遗身殃,是为习常。

## 第五十三章

使我介然有知,行于大道,唯施(yí)是畏。

大道甚夷,而民好径。朝(cháo)甚除,田甚芜(wú),仓甚虚;服文彩,带利剑,厌饮食,财货有余。是谓盗夸,非道也哉!

關令尹喜周大夫也老子西遊喜望見有紫氣浮關知真人當過候物色而迓之果得老子老子亦知其奇為著書喜既得老子書亦自著書九篇名關尹子今陝州靈寶縣太初觀乃古函谷關候見老子處終南宗聖宮乃關尹故宅老子周穆王脩其草樓改蕭樓觀建老子祠道觀之興實祖于此老子授經後西出大散關後會于城都青羊肆賜號文始先生即莊子所謂博大真人者也

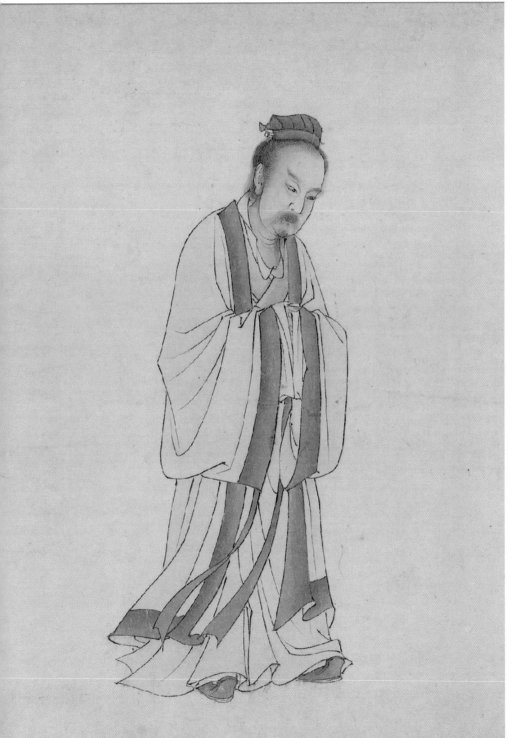

元·华祖立《玄门十子图·尹喜》

## 第五十四章

善建者不拔,善抱者不脱,子孙以祭祀不辍。

修之于身,其德乃真;修之于家,其德乃余;修之于乡,其德乃长;修之于邦,其德乃丰;修之于天下,其德乃普。

故以身观身,以家观家,以乡观乡,以邦观邦,以天下观天下。

吾何以知天下然哉?以此。

## 第五十五章

含德之厚，比于赤子。蜂虿(chài)、虺(huǐ)蛇不螫(shì)，猛兽不据，攫(jué)鸟不搏。

骨弱筋柔而握固，未知牝牡之合而朘(zuī)作，精之至也。

终日号而不嗄(shà)，和之至也。

知和曰常，知常曰明。益生曰祥，心使气曰强。

物壮则老，谓之不道，不道早已。

## 第五十六章

知(同"智")者不言,言者不知(同"智")。

塞其兑,闭其门;挫其锐,解其纷;和其光,同其尘。是谓玄同。

故不可得而亲,不可得而疏;不可得而利,不可得而害;不可得而贵,不可得而贱。故为天下贵。

## 第五十七章

以正治国，以奇用兵，以无事取天下。

吾何以知其然哉？以此：天下多忌讳，而民弥贫；民多利器，国家滋昏；人多伎(jì)巧，奇物滋起；法令滋彰，盗贼多有。

故圣人云：我无为而民自化，我好静而民自正，我无事而民自富，我无欲而民自朴。

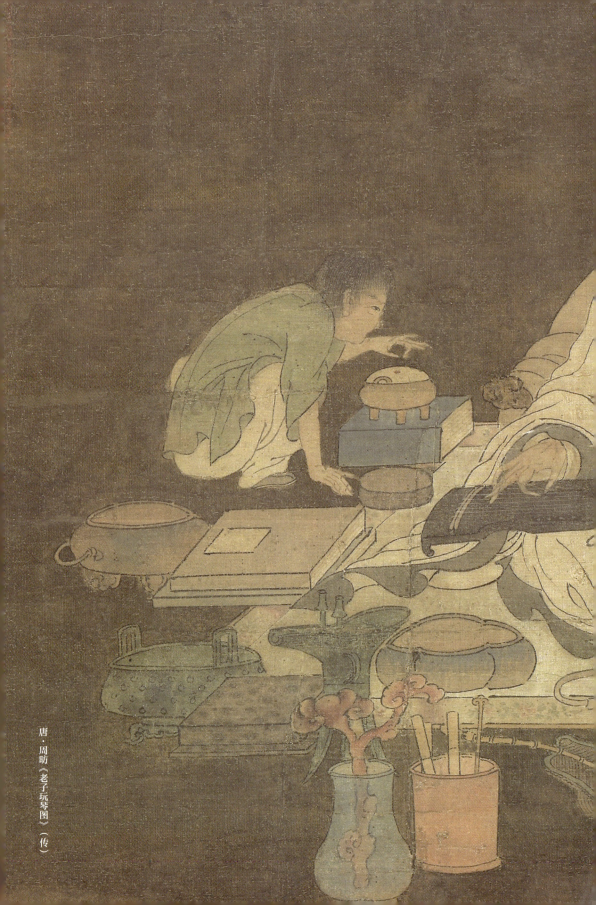

唐·周昉《老子玩琴图》(传)

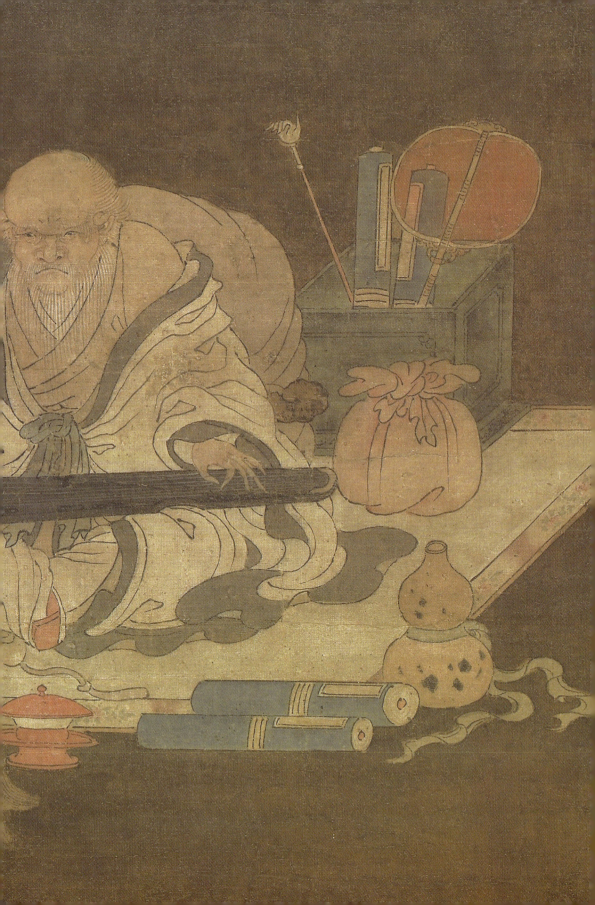

## 第五十八章

其政闷闷,其民淳淳;其政察察,其民缺缺。

祸兮,福之所倚;福兮,祸之所伏。孰知其极?其无正也。正复为奇,善复为妖。

人之迷,其日固久。

是以圣人方而不割,廉而不刿,直而不肆,光而不耀。

## 第五十九章

治人事天,莫若啬。

夫唯啬,是谓早服;早服谓之重积德;重积德则无不克;无不克则莫知其极;莫知其极,可以有国;有国之母,可以长久。

是谓深根固柢,长生久视之道。

## 第六十章

治大国，若烹小鲜。

以道莅(lì)天下，其鬼不神；非其鬼不神，其神不伤人；非其神不伤人，圣人亦不伤人。夫两不相伤，故德交归焉。

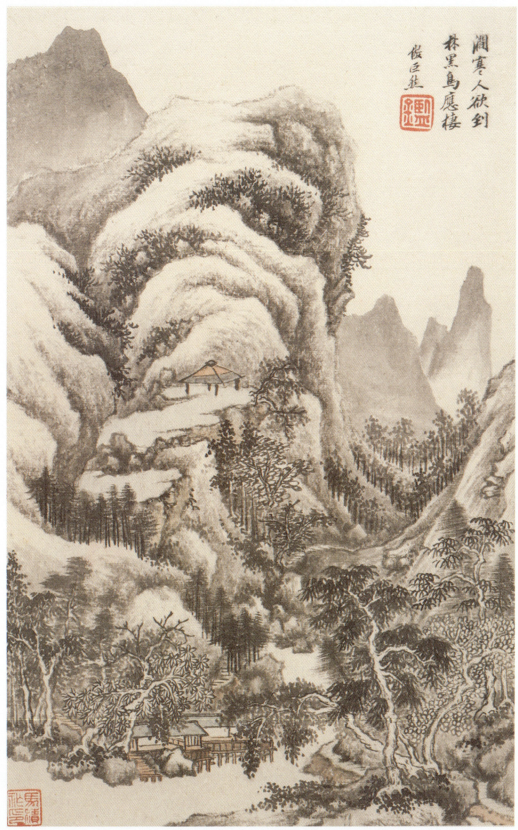

清·王鉴《山水清音图册》之四

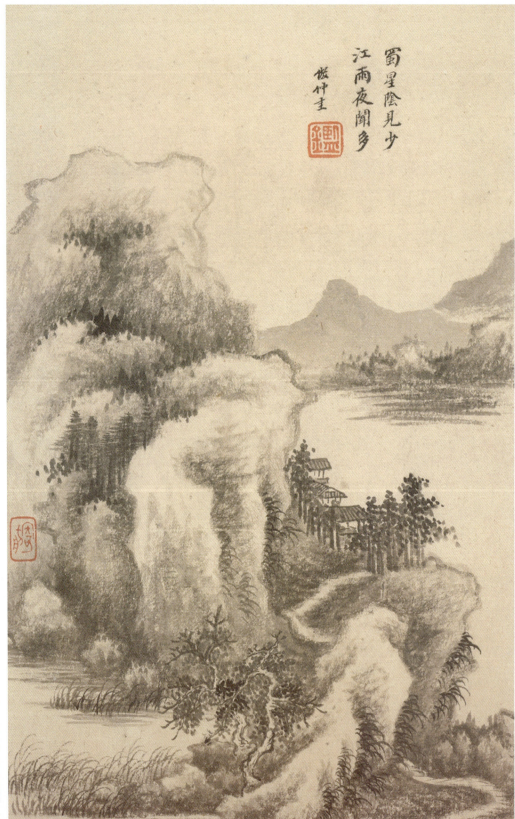

## 第六十一章

大国者下流,天下之牝,天下之交也。

牝常以静胜牡,以静为下。

故大国以下小国,则取小国;小国以下大国,则取大国。

故或下以取,或下而取。

大国不过欲兼畜(xù)人,小国不过欲入事人。夫两者各得所欲,大者宜为下。

## 第六十二章

道者，万物之奥，善人之宝，不善人之所保。

美言可以市，尊行可以加人。人之不善，何弃之有？

故立天子，置三公，虽有拱璧以先驷(sì)马，不如坐进此道。

古之所以贵此道者何？不曰：以求得，有罪以免邪(yé)？故为天下贵。

## 第六十三章

为无为，事无事，味无味。

大小多少，报怨以德。

图难于其易，为大于其细。天下难事，必作于易；天下大事，必作于细。

是以圣人终不为大，故能成其大。

夫轻诺必寡信，多易必多难。

是以圣人犹难之，故终无难矣。

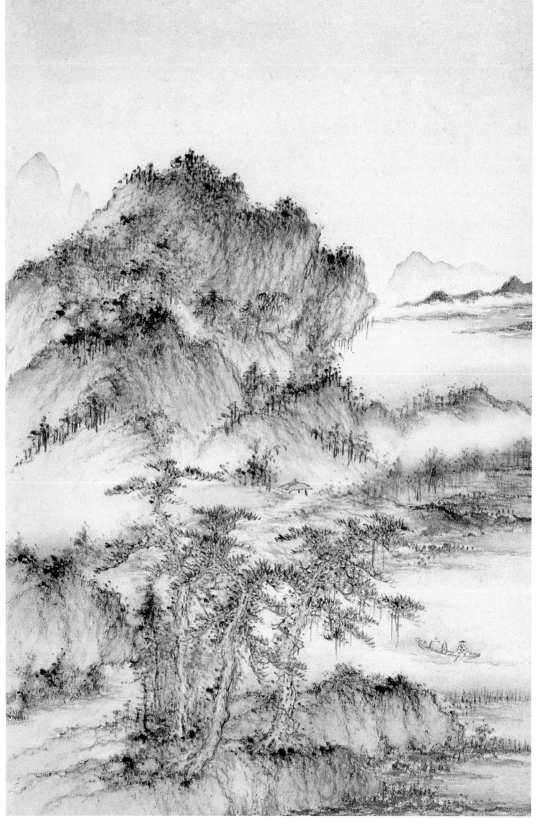

清·陆远《摹古山水册》之一

## 第六十四章

其安易持,其未兆易谋;其脆易泮(pàn),其微易散。为之于未有,治之于未乱。

合抱之木,生于毫末;九层之台,起于累(lěi)土;千里之行,始于足下。

为者败之,执者失之。是以圣人无为故无败,无执故无失。

民之从事,常于几成而败之。慎终如始,则无败事。

是以圣人欲不欲,不贵难得之货;学不学,复众人之所过,以辅万物之自然而不敢为。

## 第六十五章

古之善为道者，非以明民，将以愚之。

民之难治，以其智多。故以智治国，国之贼；不以智治国，国之福。知此两者亦稽(jī)式。

常知稽式，是谓玄德，玄德深矣，远矣，与物反矣，然后乃至大顺。

## 第六十六章

江海所以能为百谷王者，以其善下之，故能为百谷王。

是以圣人欲上民，必以言下之；欲先民，必以身后之。

是以圣人处上而民不重，处前而民不害。

是以天下乐推而不厌。

以其不争，故天下莫能与之争。

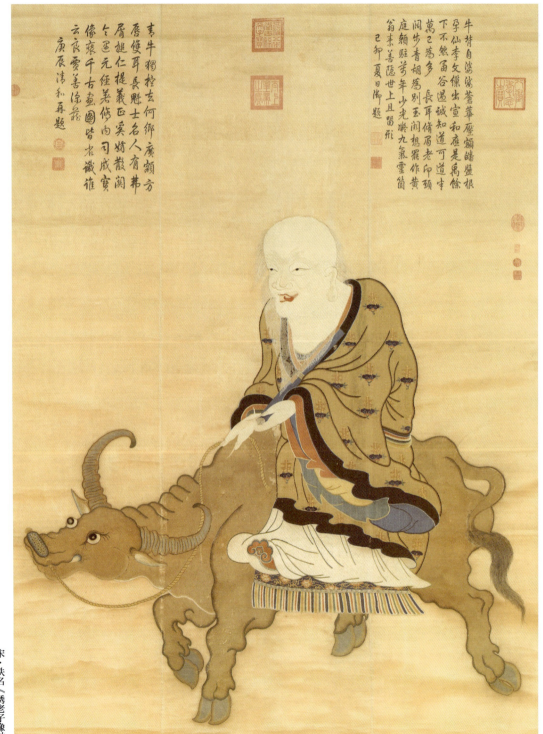

宋·佚名《绣老子像轴》

## 第六十七章

天下皆谓我道大，似不肖(xiào)。夫唯大，故似不肖。若肖，久矣其细也夫。

我有三宝，持而保之。一曰慈，二曰俭，三曰不敢为天下先。

慈故能勇，俭故能广，不敢为天下先，故能成器长(zhǎng)。

今舍慈且勇，舍俭且广，舍后且先，死矣。

夫慈，以战则胜，以守则固。天将救之，以慈卫之。

## 第六十八章

善为士者,不武;善战者,不怒;善胜敌者,不与;善用人者,为之下。

是谓不争之德,是谓用人之力,是谓配天,古之极。

## 第六十九章

用兵有言:"吾不敢为主,而为客;不敢进寸,而退尺。"

是谓行无行,攘无臂,扔无敌,执无兵。

祸莫大于轻敌,轻敌几丧吾宝。

故抗兵相加,哀者胜矣。

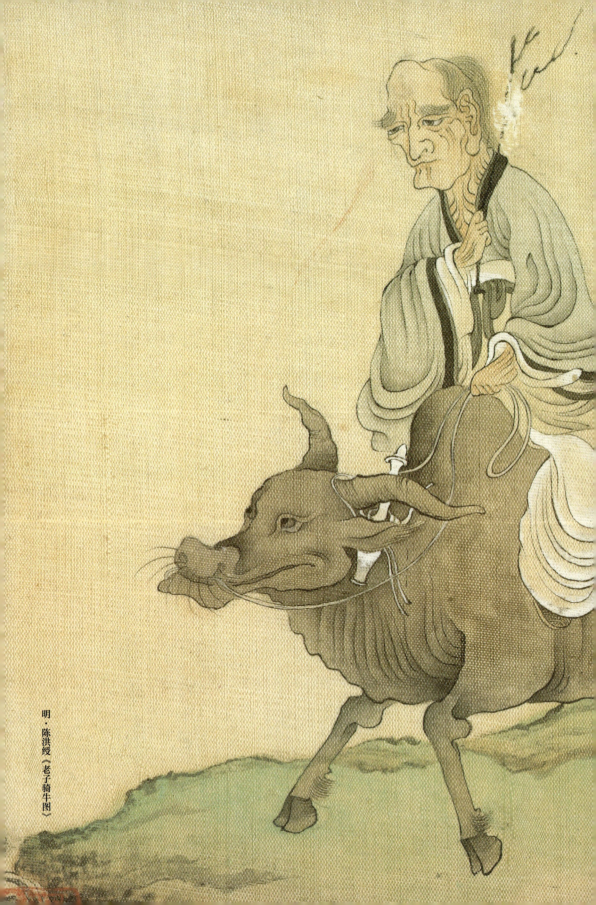

明·陈洪绶《老子骑牛图》

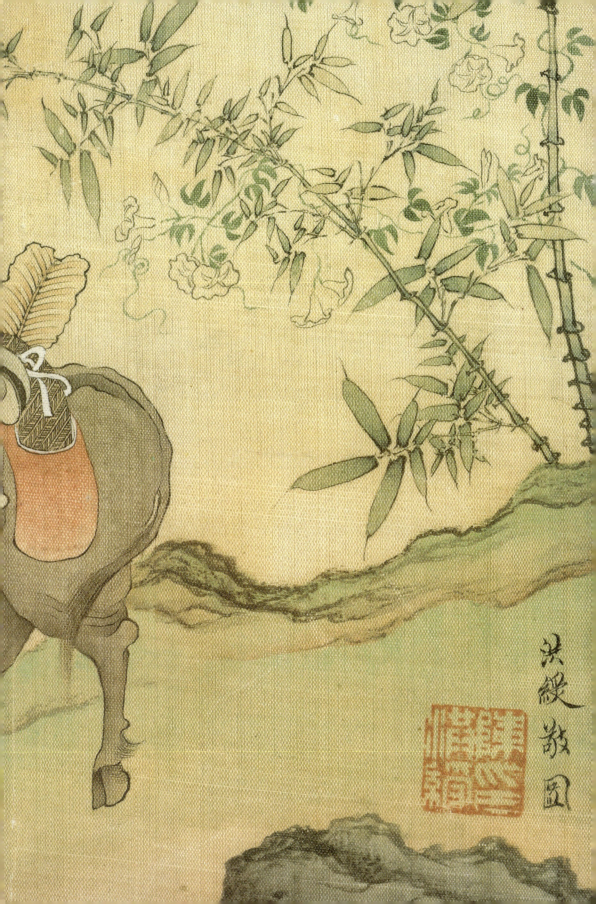

## 第七十章

吾言甚易知,甚易行。天下莫能知,莫能行。

言有宗,事有君。夫唯无知,是以不我知。

知我者希,则我者贵。是以圣人被(同"披")褐怀玉。

## 第七十一章

知不知,尚矣;不知知,病也。

圣人不病,以其病病。夫唯病病,是以不病。

## 第七十二章

民不畏威，则大威至。

无狎(xiá)其所居，无厌其所生。夫唯不厌，是以不厌。

是以圣人自知不自见(xiàn)，自爱不自贵。故去彼取此。

## 第七十三章

勇于敢则杀,勇于不敢则活。此两者,或利或害。天之所恶(wù),孰知其故?

天之道,不争而善胜,不言而善应,不召而自来,繟(chǎn)然而善谋。

天网恢恢,疏而不失。

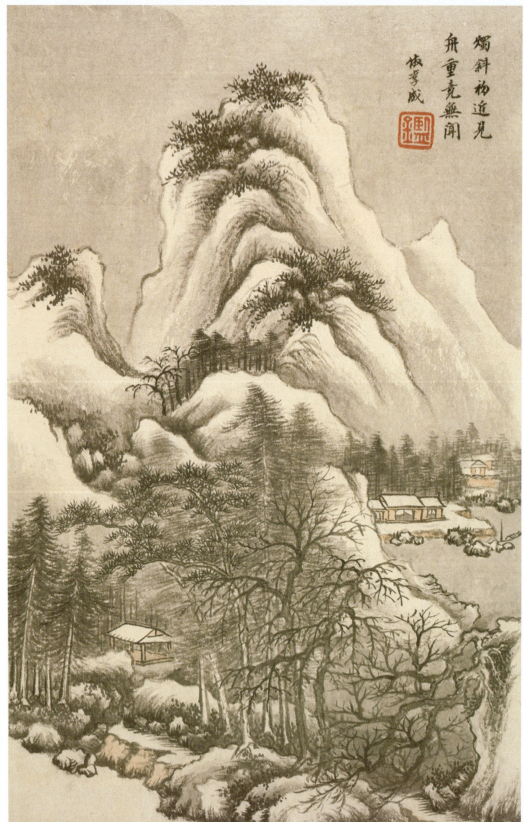

清·王鉴《山水清音图册》之六

第七十四章

民不畏死，奈何以死惧之？

若使民常畏死，而为奇者，吾将得而杀之，孰敢？

常有司杀者杀。夫代司杀者杀，是谓代大匠斫。夫代大匠斫者，希有不伤其手矣。

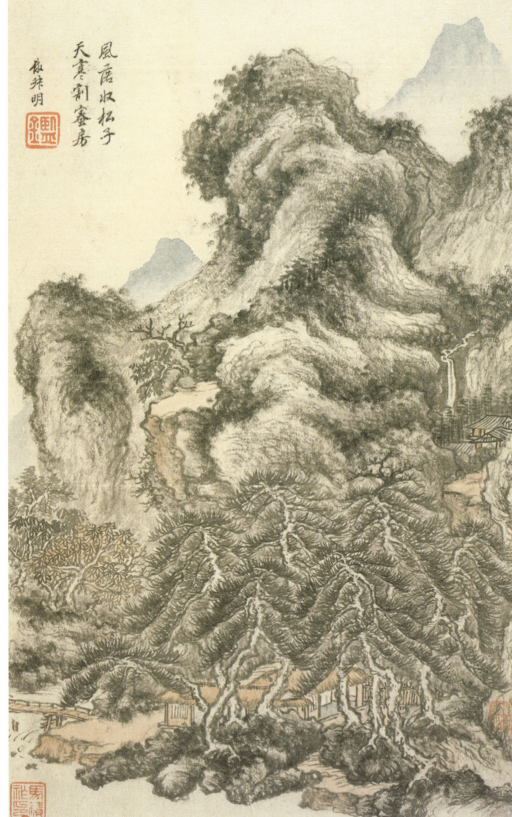

清·王鉴《山水清音图册》之七

## 第七十五章

民之饥,以其上食税之多,是以饥。

民之难治,以其上之有为,是以难治。

民之轻死,以其上求生之厚,是以轻死。

夫唯无以生为者,是贤于贵生。

## 第七十六章

人之生也柔弱,其死也坚强。

草木之生也柔脆,其死也枯槁。

故坚强者死之徒,柔弱者生之徒。

是以兵强则灭,木强则折。

强大处下,柔弱处上。

## 第七十七章

天之道,其犹张弓与(同"欤")?高者抑之,下者举之;有余者损之,不足者补之。

天之道,损有余而补不足。人之道则不然,损不足以奉有余。

孰能有余以奉天下?唯有道者。

是以圣人为而不恃,功成而不处,其不欲见(xiàn)贤。

## 第七十八章

天下莫柔弱于水，而攻坚强者莫之能胜，以其无以易之。

弱之胜强，柔之胜刚；天下莫不知，莫能行。

是以圣人云："受国之垢(gòu)，是谓社稷(jì)主；受国不祥，是为天下王。"

正言若反。

第七十九章

和大怨，必有余怨，安可以为善？

是以圣人执左契(qì)，而不责于人。

有德司契，无德司彻。

天道无亲，常与善人。

## 第八十章

小国寡民。

使有什(shí)伯(bǎi)之器而不用，使民重(zhòng)死而不远徙(xí)。

虽有舟舆(yú)，无所乘之；虽有甲兵，无所陈之。使民复结绳而用之。

甘其食，美其服，安其居，乐其俗。

邻国相望，鸡犬之声相闻，民至老死不相往来。

## 第八十一章

信言不美，美言不信。善者不辩，辩者不善。知（同"智"）者不博，博者不知（同"智"）。

圣人不积，既以为人己愈有，既以与人己愈多。

天之道，利而不害；圣人之道，为而不争。

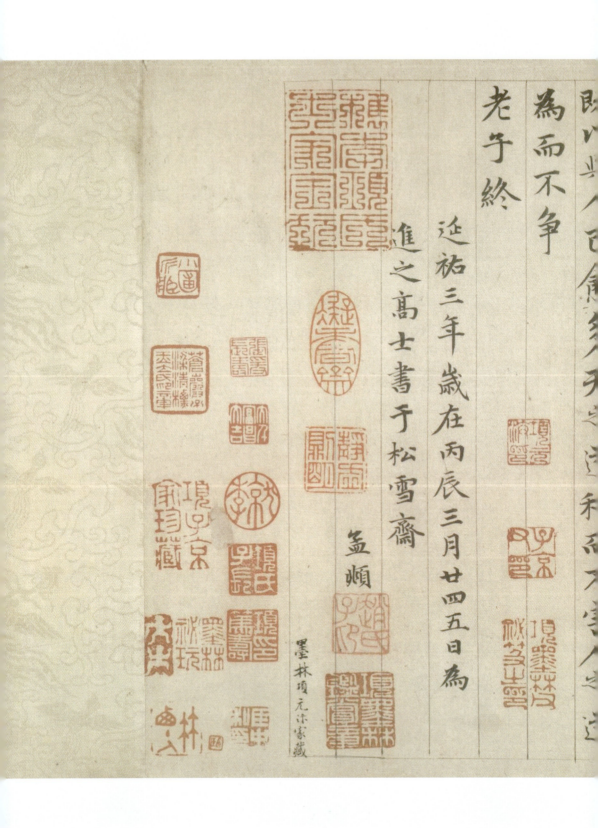

為而不爭

老于終

延祐三年歲在丙辰三月廿四五日為

進之高士書于松雪齋

子昂

無以易之故柔勝剛弱勝強天下莫不知而莫
能行是以聖人云受國之垢是謂社稷主受國
不祥是謂天下王正言若反
和大怨必有餘怨安可以為善是以聖人執左
契而不責於人故有德司契無德司徹天道
無親常與善人
小國寡民使民有什伯之器而不用使民重死
而不遠徙雖有舟車無所乘之雖有甲兵無
所陳之使民復結繩而用之甘其食美其服
安其居樂其俗鄰國相望雞犬之聲相聞
民至老死不相往來
信言不美美言不信善者不辯辯者不善

民之饑以其上食稅之多是以饑民之難治以其上之有為是以難治民之輕死以其求生之厚是以輕死夫惟無以生為者是賢於貴生

人之生也柔弱其死也堅強草木之生也柔脆其死也枯槁故堅強者死之徒柔弱者生之徒是以兵強則不勝木強則共堅強處下柔弱處上

天之道其猶張弓乎高者抑之下者舉之有餘者損之不足者補之天之道損有餘以補不足人之道則不然損不足以奉有餘孰能損有餘以奉不足於天下惟有道者是以聖人為而不恃功成不處其不欲見賢耶

天下莫柔弱於水而攻堅強者莫之能勝以其

知不知上不知知病夫惟病病是以不病聖
人不病以其病病是以不病
民不畏威而大威至矣無狹其所居無厭其
所生夫惟不厭是以不厭是以聖人自知不自
見自愛不自貴故去彼取此
勇於敢則殺勇於不敢則活此兩者或利或
害天之所惡孰知其故是以聖人猶難之天之
道不爭而善勝不言而善應不召而自來
繟然而善謀天網恢恢踈而不失
民常不畏死奈何以死懼之若使民常畏死
而為奇者吾得執而殺之孰敢常有司殺者殺
而代司殺者是謂代大匠斲夫代大匠斲

以戰則勝以守則固天將救之以慈衛之
善為士者不武善戰者不怒善勝敵者不爭
善用人者為下是謂不爭之德是謂用人之
力是謂配天古之極
用兵有言吾不敢為主而為客不敢進寸而
退尺是謂行無行攘無臂仍無敵執無兵
禍莫大於輕敵輕敵者幾喪吾寶故抗兵
加哀者勝矣
吾言甚易知甚易行天下莫能知莫能行
言有宗事有君夫惟無知是以不我知知
我者希則我貴矣是以聖人被褐懷玉

以其智多故以智治國國之賊不以智治國
之福知此兩者亦楷式能知楷式是謂玄德玄
德深矣遠矣與物反矣然後乃至大順
江海所以能為百谷王者以其善下之也故能為
百谷王是以聖人欲上人以其言下之欲先人以
其身下之是以聖人處上而人不重處前而人不
害是以天下樂推而不厭以其不爭故天下莫
能與之爭
天下皆謂我道大似不肖夫惟大故似不肖
若肖久矣其細矣夫我有三寶保而持之一曰慈
二曰儉三曰不敢為天下先夫慈故能勇儉故
能廣不敢為天下先

作於易天下之大事必作於細是以聖人終不為大故能成其大夫輕諾必寡信多易多難是以聖人由難之故終無難矣
其安易持其未兆易謀其脆易泮其微易散為之於未有治之於未亂合抱之木生於毫末九層之臺起於累土千里之行始於足下為者敗之執者失之是以聖人無為故無敗無執故無失民之從事常於幾成而敗之慎終如始則無敗事矣是以聖人欲不欲不貴難得之偵學不學復眾人之所過以輔萬物之自然而不敢為
古之善為道者非以明民將以愚之民之難治

兩不相傷故德交歸焉

大國者下流天下之交天下之交牝常以靜勝
牡以靜為下故大國以下小國則取小國以
下大國則取大國故或下以取或下而取大國
不過欲兼畜人小國不過欲入事人兩者各
得其所欲故大者宜為下

道者萬物之奧善人之寶不善人之所保美言
可以市尊行可以加人人之不善何棄之有故
立天子置三公雖有拱璧以先駟馬不如坐進
此道古之所以貴此道者何也不曰求以得有
罪以免耶故為天下貴

為無為事無事味無味大小多少報怨以德

自正我無事而民自富我無欲而民自樸我
無情而民自清
其政悶悶其民淳淳其政察察其民缺缺禍
兮福所倚福兮禍所伏孰知其極其無正邪
正復為奇善復為妖民之迷其日固已久矣是以
聖人方而不割廉而不劌直而不肆光而不耀
治人事天莫如嗇夫是謂早復早謂之重積
德重積德則無不克無不克則莫知其極莫
知其極可以有國之母可以長久是謂深根
固蔕長生久視之道
治大國若烹小鮮以道蒞天下者其鬼不神
非其鬼不神其神不傷人聖人亦不傷人夫

含德之厚比於赤子毒蟲不螫猛獸不據攫鳥不搏骨弱筋柔而握固未知牝牡之合而䘒作精之至也終日號而嗌不嗄和之至也知和曰常知常曰明益生曰祥心使氣曰強物壯則老是謂不道不道早已

知者不言言者不知塞其兌閉其門挫其銳解其紛和其光同其塵是謂玄同不可得而親不可得而疏不可得而利不可得而害不可得而貴故為天下貴

以正治國以奇用兵以無事取天下吾何以知其然哉以此天下多忌諱而民彌貧民多利器國家滋昏人多伎巧奇物滋起法令滋彰盜賊

身不勤閉其兌濟其事終身不救見小曰
明守柔曰强用其光復歸其明無遺身殃
是謂襲常
使我岕然有知行於大道唯施是畏大道甚
夷而民好徑朝甚除田甚蕪倉甚虛服文
彩帶利劍厭飲食資財有餘是謂盜夸
非道也哉
善建者不拔善抱者不脫子孫祭祀不輟修之
身其德乃真修之家其德乃餘修之鄉其德乃
長修之國其德乃豐修之天下其德乃普故
以身觀身以家觀家以鄉觀鄉以國觀國以
天下觀天下吾何以知天下之然哉以此

出生入死生之徒十有三死之徒十有三人之生動之死地亦十有三夫何故以其生生之厚
蓋聞善攝生者陸行不遇兕虎入軍不避
甲兵兕無所投其角虎無所措其爪兵無所
容其刃夫何故以其無死地道生之德畜之
物形之勢成之是以萬物莫不尊道而貴
德道之尊德之貴夫莫之爵而常自然
故道生之畜之長之育之成之熟之養之
覆之生而不有為而不恃長而不宰是謂
玄德
天下有始以為天下母既得其母以知其子既知

郊罪莫大於可欲禍莫大於不知足咎莫大於欲得故知足之足常足矣

不出戶知天下不窺牖見天道其出彌遠其知彌少是以聖人不行而知不見而名無為而成

為學日益為道日損損之又損以至於無為無為而無不為矣故取天下者常以無事及其有事不足以取天下

聖人無常心以百姓心為心善者吾善之不善者吾亦善之德善矣信者吾信之不信者吾亦信之德信矣聖人之在天下惵惵為天下渾其心百姓皆注其耳目聖人皆孩之

以為稱故物或損之而益或益之而損人之所

教亦我義教之強梁者不得其死吾將以為

教父

天下之至柔馳騁天下之至堅無有入於無間

吾是以知無為之有益不言之教無為之益天

下希及之

名與身孰親身與貨孰多得與亡孰病是故

甚愛必大費多藏必厚亡知足不辱知止不

殆可以長久

大成若缺其用不敝大盈若沖其用不窮大

直若屈大巧若拙大辯若訥躁勝寒靜勝

熱清靜為天下正

故致數譽無譽不欲琭琭如玉落落如石

反者道之動弱者道之用天下之物生於有

有生於無

上士聞道勤而行之中士聞道若存若亡

士聞道大笑之不笑不足以為道故建言

有之明道若昧夷道若纇進道若退上德

若谷大白若辱廣德若不足建德若偷質

真若渝大方無隅大器晚成大音希聲大

象無形道隱無名夫惟道善貸且成

道生一一生二二生三三生萬物萬物負陰而抱

陽沖氣以為和人之所惡惟孤寡不穀而王公

之而無以為上義為之而有以為上禮為之而莫之應則攘臂而仍之故失道而後德失德而後仁失仁而後義失義而後禮夫禮者忠信之薄而亂之首也前識者道之華而愚之始也是以大丈夫處其厚不處其薄居其實不居其華故去取彼此

昔之得一者天得一以清地得一以寧神得一以靈谷得一以盈萬物得一以生侯王得一以為天下貞其致之一也天無以清將恐裂地無以寧將恐發神無以靈將恐歇谷無以盈將恐竭萬物無以生將恐滅侯王無以為貞而貴

執大象天下往往而不害安平泰樂與餌過
客止道之出口淡乎其無味視之不足見聽之
不足聞用之不可既
將欲歙之必固張之將欲弱之必固強之將欲
癈之必固興之將欲奪之必固興之是謂微明
柔弱勝剛強魚不可脫於淵國之利器不
可以示人道常無為而無不為侯王若能守萬
物將自化而欲作吾將鎮之以無名之樸無
名之樸亦將不欲不欲以靜天下將自正
上德不德是以有德下德不失德是以無德上
德無為而無以為下德為之而有以為上仁為

處之殺人衆多則以悲哀泣之戰勝則以喪
禮處之道常無名樸雖小天下莫能臣侯王
若能守萬物將自賓天地相合以降甘露人
莫之令而自均始制有名名亦既有夫亦將知
止知止所以不殆譬道之在天下猶川谷之於
江海也
知人者智自知者明勝人者有力自勝者強知
足者富強行者有志不失其所久死而不亡者
壽
大道汎兮其可左右萬物恃之以生而不辭切
成不居衣被萬物而不為主故常無欲可名

人去甚去奢去泰

以道佐人主者不以兵強天下其事好還師之
所處荊棘生焉大軍之後必有凶年故善
者果而已不敢以取強焉果而勿矜果而勿
伐果而勿驕果而不得已果而勿強物壯則
老是謂不道不道早已

夫佳兵者不祥之器物或惡之故有道者不
處君子居則貴左用兵則貴右兵者不祥之
器非君子之器不得已而用之恬淡為上勝
而不美而美之者是樂殺人夫樂殺人者不
得志於天下矣吉事尚左凶事尚右是以偏將
軍處左上將軍處右言居上勢則以喪禮

善行無轍迹善言無瑕讁善計不用籌策善閉無關楗而不可開善結無繩約而不可解是以聖人常善救人故無棄人常善救物故無棄物是謂襲明故善人不善人之師不善人善人之資不貴其師不愛其資雖智大迷是謂要妙

知其雄守其雌為天下谿為天下谿常德不離復歸於嬰兒知其白守其黑為天下式為天下式常德不忒復歸於無極知其榮守其辱為天下谷為天下谷常德乃足復歸於樸樸散則為器聖人用之則為官長故大制不割

將欲取天下而為之者吾見其不得已天下神器不可為也為者

之同於失者失亦得之信不足焉有不信焉

政者不立跨者不行自見者不明自是者不

彰自伐者無功自矜者不長其於道也曰餘

食贅行物或惡之故有道者不處也

有物混成先天地生寂兮寥兮獨立而不改

周行而不殆可以為天下母吾不知其名字之

曰道強為之名曰大大曰逝逝曰遠遠曰返故

道大天大地大王亦大域中有四大而王居

其一焉人法地地法天天法道道法自然

重為輕根靜為躁君是以君子終日行不離

輜重雖有榮觀燕處超然奈何萬乘之主

而以身輕天下輕則失臣躁則失君

孔德之容惟道是從道之為物惟恍惟忽
忽兮恍其中有象恍兮忽其中有物窈兮
冥兮其中有精其精甚真其中有信自古
及今其名不去以閱眾甫吾何以知眾甫之
然哉以此
曲則全枉則直窪則盈弊則新少則得多
則惑是以聖人抱一為天下式不自見故明不
自是故彰不自伐故有功不自矜故長夫惟
不爭故天下莫能與之爭古之所謂曲則全
者豈虛言哉故誠全而歸之
希言自然飄風不終朝驟雨不終日孰為此
者天地尚不能久而況於人乎故從事
於道者道

孝慈國家昏亂有忠臣

絕聖棄智民利百倍絕仁棄義民復孝慈

絕巧棄利盜賊無有此三者以為父不足故

令有所屬見素抱樸少私寡欲

絕學無憂唯之與阿相去幾何善之與惡相

去何若人之所畏不可不畏荒兮其未央哉眾

人熙熙如享太牢如登春臺我獨泊兮其未兆

若嬰兒之未孩乘乘兮若無所歸眾人皆有

餘我獨若遺我愚人之心也哉沌沌兮俗人昭

昭我獨若昏俗人察察我獨悶悶澹兮其

若海飂兮似無所止眾人皆有以我獨頑似鄙

我獨異於人而貴求食於母

古之善為士者微妙玄通深不可識夫惟不可識故強為之容豫兮若冬涉川猶兮若畏四鄰儼兮其若容渙兮若冰將釋敦兮其若樸曠兮其若谷渾兮其若濁孰能濁以靜之徐清孰能安以動之徐生保此道者不欲盈夫惟不盈故能弊不新成

致虛極守靜篤萬物並作吾以觀其復夫物芸芸各歸其根歸根曰靜靜曰復命復命曰常知常曰明不知常妄作凶知常容容乃公公乃王王乃天天乃道道乃久沒身不殆

太上下知有之其次親之譽之其次畏之侮之故信不足焉有不信猶兮其貴言功成事遂百姓皆謂我自然

為馳田獵令人心發狂難得之貨令人行妨是
以聖人為腹不為目故去彼取此
寵辱若驚貴大患若身何謂辱寵為下得
之若驚失之若驚是謂寵辱若驚何謂貴大
患若身吾所以有大患者為吾有身及吾無身
吾有何患故貴以身為天下若可寄天下愛以
身為天下若可託天下
視之不見名曰夷聽之不聞名曰希搏之不得
名曰微此三者不可致詰故混而為一其上不
皦其下不昧繩繩不可名復歸於無物是謂
無狀之狀無物之象是謂忽恍迎之不見其
首隨之不見其後執古之道以御今之有能知
古始是謂道紀

惡故幾於道居善地心善淵與善人言善信政善治事善能動善時夫惟不爭故無尤矣

持而盈之不如其已揣而銳不可長保金玉滿堂莫之能守富貴而驕自遺其咎功成名遂身退天之道

載營魄抱一能無離乎專氣致柔能如嬰兒乎滌除玄覽能無疵乎愛民治國能無為乎天門開闔能無雌乎明白四達能無知乎生之畜之生而不有為而不恃長而不宰是謂玄德

三十輻共一轂當其無有車之用埏埴以為器當其無有器之用鑿戶牖以為室當其無有室之用故有之以為利無之以為用

道沖而用之或不盈淵乎似萬物之宗挫其銳
解其紛和其光同其塵湛宁似若存吾不知
其誰之子象帝之先
天地不仁以萬物為芻狗聖人不仁以百姓為芻
狗天地之間其猶槖籥乎虛而不屈動而愈
出多言數窮不如守中
谷神不死是謂玄牝玄牝之門是謂天地根
緜緜若存用之不勤
天長地久天地所以能長且久者以其不自生故
能長生是以聖人後其身而身先外其身而身
存非以其無私耶故能成其私
上善若水水善利萬物而不爭處眾人之所

老子

道可道非常道名可名非常名無名天地之始
有名萬物之母常無欲以觀其妙常有欲以觀
其徼此兩者同出而異名同謂之玄玄之又玄眾
妙之門

天下皆知美之為美斯惡已皆知善之為善斯不
善已故有無之相生難易之相成長短之相形高
下之相傾音聲之相和前後之相隨是以聖人處
無為之事行不言之教萬物作而不辭生而不
有為而不恃功成不居夫唯不居是以不去

不尚賢使民不爭不貴難得之貨使民不為
盜不見可欲使心不亂是以聖人之治也虛其心實

松雪書道德經

綏祅題